BEI GRIN MACHT SICH IHR WISSEN BEZAHLT

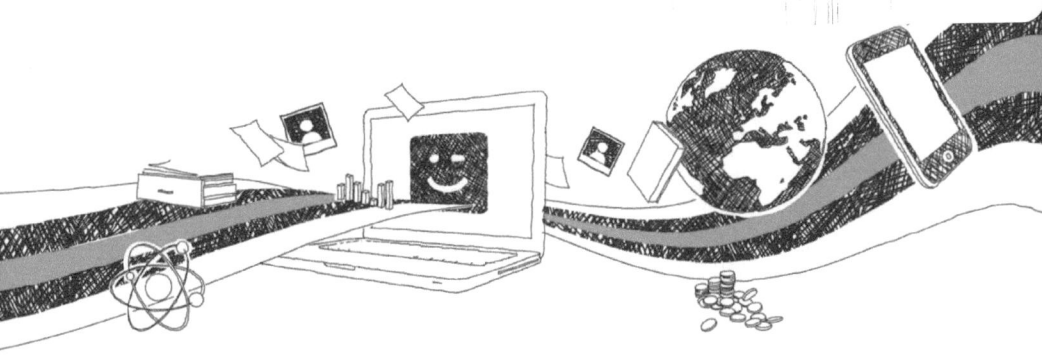

- Wir veröffentlichen Ihre Hausarbeit,
  Bachelor- und Masterarbeit

- Ihr eigenes eBook und Buch -
  weltweit in allen wichtigen Shops

- Verdienen Sie an jedem Verkauf

Jetzt bei www.GRIN.com hochladen
und kostenlos publizieren

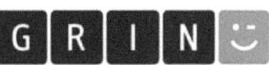

Bibliografische Information der Deutschen Nationalbibliothek:

Die Deutsche Bibliothek verzeichnet diese Publikation in der Deutschen National-
bibliografie; detaillierte bibliografische Daten sind im Internet über http://dnb.d-
nb.de/ abrufbar.

Impressum:

Copyright © 2017 GRIN Verlag
Druck und Bindung: Books on Demand GmbH, Norderstedt Germany
ISBN: 9783668882645

Dieses Buch bei GRIN:

https://www.grin.com/document/459314

Kevin Rheinfelder

Exzerpt zum Artikel "Suchtverhalten: Pflegende häufig betroffen"

GRIN Verlag

GRIN - Your knowledge has value

Der GRIN Verlag publiziert seit 1998 wissenschaftliche Arbeiten von Studenten, Hochschullehrern und anderen Akademikern als eBook und gedrucktes Buch. Die Verlagswebsite www.grin.com ist die ideale Plattform zur Veröffentlichung von Hausarbeiten, Abschlussarbeiten, wissenschaftlichen Aufsätzen, Dissertationen und Fachbüchern.

Besuchen Sie uns im Internet:

http://www.grin.com/

http://www.facebook.com/grincom

http://www.twitter.com/grin_com

Kevin Rheinfelder

Inhaltsverzeichnis

Kevin Rheinfelder

Teil A: Exzerpt zum Artikel „Suchtverhalten: Pflegende häufig betroffen"

Der Artikel „Suchtverhalten: Pflegende häufiger betroffen" von N. Schüßler, U. Stering, R. Schmidt und Prof. Dr. J. Osterbrink, bezieht sich auf die Problematik der Suchterkrankung bzw. des Suchtmittelkonsums bei Fachkräften aus dem Gesundheitswesen, speziell der Pflege.

Festzuhalten ist, dass ca. 10 – 15% aller Mitarbeiter im Gesundheitswesen, im Laufe ihrer dienstlichen Tätigkeit, schädlichen Suchtmittelkonsum betreiben. Die Ursachen sind weit gefächert und beginnen damit, dass Pflegekräfte schnellen, unkomplizierten und damit oft auch anonymen Zugang zu abhängigkeitsfördernden Mitteln, wie beispielsweise Benzodiazepinen haben. Auch werden die stressreichen Arbeitsbedingungen und der Hang zur Selbsttherapie als Ursachen genannt. Das Problem des Suchtmittelkonsums bei Pflegekräften besteht nicht alleine in der erheblichen Selbstschädigung, sondern zusätzlich in der Gefährdung der Patientensicherheit durch das Arbeiten unter Suchtmitteleinfluss.

Viele Studien haben sich bereits mit dem Thema befasst. Im Jahr 2011 hat das Pflegewissenschaftliche Institut der Paracelsus Universität in Salzburg dazu eine Online-Befragung durchgeführt, an der insgesamt 1317 Personen teilgenommen haben. In der Umfrage ging sowohl um die Häufigkeit von suchtbasiertem Verhalten, aber auch um Risikofaktoren, welche mit der Arbeitsplatzgestaltung zusammen hängen. Der durchschnittliche Teilnehmer der Umfrage war weiblich und zwischen 31 und 50 Jahren alt.

Fast 60% der Befragten gab an, dass sie bei Kollegen ein Suchtproblem beobachtet, oder davon gehört haben. Oft war es für die Befragten auch möglich, mehr als eine Person im Arbeitsumfeld mit einer solchen Problematik zu benennen. Als Konsumhäufigkeit wurde als häufigste Nennung (40%) mehrmals wöchentlich und bei 29,5% täglich angegeben. Die Studie zeigt auch, dass der größte Teil der Abhängigen weiblich ist.

Das Problem ist nicht primär die Gefährdung der Patientensicherheit, sondern viel mehr die Folgen des Suchtmittelkonsums für die Betroffenen selbst. Bis eine klare Diagnose bei den Abhängigen gestellt wird, vergehen oft Jahre. Die Mortalitätsrate ist daher mit 37% verhältnismäßig hoch. Viele Teilnehmer der Studie (50%) gaben an, unter körperlichen Schädigungen zu leiden. Ebenfalls berichten die Betroffenen von Folgen im Anstellungsverhältnis, welche teilweise bis zur Kündigung geführt haben.

Die Befragten äußerten außerdem, dass von 107 Personen 81,3% unter erkennbaren Medikamenteneinfluss und von 256 Personen 65% unter erkennbaren Alkoholeinfluss während der Arbeit standen. Man kann hier festhalten, dass es zu vielen Situationen gekommen ist, die die Patientensicherheit akut gefährdeten.

Die Frage die sich stellt ist, wie kann man hier reagieren? Der BDA (Berufsverband Deutscher Anästhesisten e.V.) und die DGAI (Deutsche Gesellschaft für Anästhesiologie und Intensivmedizin e.V.) haben hierzu eine Veröffentlichung mit dem Titel „Empfehlung zum Umgang mit abhängigkeitserkrankten Mitarbeitern im Krankenhaus" herausgegeben. Hier werden Hilfestellungen zum Umgang mit den entsprechenden Mitarbeitern gegeben, aber auch die Hilfestellung zu Akzeptanz der eignen Erkrankung. Die Empfehlung richtet sich sowohl an Leitungskräfte, als auch an Mitarbeiter ohne Leitungsverantwortung, aber auch an Betroffene selbst.

Die Ergebnisse der vorliegenden Studie zeigen die dringende Notwendigkeit in diesem Thema tätig zu werden, da es hier zum einen natürlich um das einzelne Schicksal des betroffenen Mitarbeiters, aber auch um die offensichtliche Gefährdung der Patientensicherheit geht.

Kevin Rheinfelder

Teil B:

1. Einleitung

Wie im o.g. Artikel zu lesen ist, ist die Berufsgruppe der Pflegenden sehr stark anfällig für eine Suchterkrankung. Leider sind in unserer Gesellschaft Erkrankungen aus dem Bereich der Psychiatrie noch lange nicht so akzeptiert, wie Erkrankungen aus dem Bereich der Somatik. Ich selbst habe mehrere Jahre in der Suchttherapie gearbeitet und konnte hier wertvolle Erfahrungen im Umgang mit betroffenen Menschen sammeln.

Im Rahmen meiner Hausarbeit möchte ich auf das Thema der Suchterkrankungen als solches eingehen und mich danach damit beschäftigen, wie eine Leitungskraft, aber auch ein Mitarbeiter mit der Thematik in der Praxis umgehen kann und sollte. Ebenfalls möchte ich kurz einen Blick darauf werfen, welche Folgen ein Suchtmittelkonsum im beruflichen Kontext haben kann und letztlich auch, wie das Unternehmen hier agieren kann.

2. Suchterkrankungen

Suchterkrankungen sind als Erkrankungen lt. ICD-10 anerkannt. Hier gilt nicht die landläufige Meinung, die Betroffenen seien selbst schuld oder etwa, man könne jederzeit einfach, ohne fremde Hilfe, seinen Konsum beenden. Die Suchterkrankung bleibt auch dann bestehen, wenn der Betroffene sich bereits in einer Phase der Abstinenz befindet. Häufige Ursachen einer Suchterkrankung sind Erfahrungen, die die Betroffenen im Rahmen von Problemlösungsprozessen haben. Der Betroffene merkt hier, dass wenn er im Rausch seines Konsums ist, sein vorher bedrückendes Problem nicht mehr so schwer auf ihm lastet. Lässt der Rausch des Konsums nach, merkt der Betroffene wieder, wie stark sein Problem auf ihm lastet. Er erinnert sich zurück, was zur Entlastung geholfen hat und verfällt erneut dem Konsum. Der ständige Konsum sorgt dafür, dass der Konsument einen Gewöhnungseffekt hat und nun, um das gleiche Ergebnis zu erreichen, die Dosis erhöhen muss. Diese Spirale durchläuft er von Konsum zu Konsum. Oft werden hier auch Problemlösungsstrategien aus dem Elternhaus wiedergespiegelt.

4

Kevin Rheinfelder

Ebenfalls kann eine genetische Prädisposition zur Suchterkrankung führen.

Im Rahmen der Hausarbeit, möchte ich zwei besondere Arten der Abhängigkeitserkrankungen kurz beleuchten. Zum einen die Alkoholabhängigkeit, zum anderen die Medikamentenabhängigkeit. Diese beiden Erkrankungen stellen, neben dem Rauchen, den Hauptteil der Suchterkrankungen bei Mitarbeitern dar. Natürlich hat auch das Rauchen Folgen für Mitarbeiter und Unternehmen, welche nicht zu unterschätzen sind und dem Unternehmen viel Geld kosten (Rauchen während der Arbeitszeit), aber dies soll kein primärer Bestandteil dieser Hausarbeit sein.

2.1. Alkoholabhängigkeit

Grundstoff	Äthanol
Konsum	Trinken
Wirkung	Hebt die Stimmung, wirkt entspannend, steigert das Selbstwertgefühl oder führt zu gereiztem und aggressivem Auftreten; Verlust der Kontroll- und Steuerungsfähigkeit; Nachlassen der Konzentrations- und Reaktionsfähigkeit
Risiken	Akute Gefahren: Alkoholvergiftung bei Überdosis; Langzeitfolgen: Schädigung der innerer Organe, der Gehirnfunktion und des Nervensystems, Persönlichkeitsveränderungen, im fortgeschrittenen Stadium auch Wahnvorstellungen und Delirien.
Abhängigkeit	Psychisch, physisch
Hinweise auf Missbrauch	Regelmäßiges Trinken großer Mengen alkoholischer Getränke, häufige „Alkoholfahne", Konsum alkoholischer Getränke am Morgen.

Abb. 1 (vgl.Künzl, Oberlander, 16)

Kevin Rheinfelder

Mit rund 1,8 Millionen alkoholabhängigen Menschen in der Bundesrepublik Deutschland, stellt diese Erkrankung gesundheitsökomisch, aber auch volkswirtschaftlich ein großes Problem dar. Die Quote der alkoholabhängigen Männer ist doppelt so hoch, wie die der Frauen (vgl. Jahrbuch Sucht).

In der o.g. Studie zeigte sich hier ein anderes Bild. Dies steht sicherlich damit in Zusammenhang, dass es faktisch mehr Frauen in Pflegeberufen gibt, als Männer.

2.2. Medikamentenabhängigkeit

Die Medikamentengruppen, welche vermehrt im Rahmen von Abhängigkeiten konsumiert werden sind: Schlafmittel, Psychopharmaka, Schmerzmittel, etc. (vgl. Künzl, Oberlander, 18/19). In Summe ist davon auszugehen, dass in Deutschland ca. 1,5 Millionen Menschen medikamentenabhängig sind (vgl. Jahrbuch Sucht, 2015).

Der Konsum ist hier nicht direkt erkennbar. Das unterscheidet die Medikamentenabhängigkeit beispielsweise von der Alkoholabhängigkeit. Die hier Betroffenen haben nach dem Konsum keine „Fahne". Oftmals wird dadurch der Konsum von Medikamenten erst recht spät wahrgenommen. Die Betroffenen können hier noch andere Erkrankungen und Ursachen für die, durch die Medikamente entstehende, Symptomatik nennen.

3. Sucht am Arbeitsplatz

3.1. Ursachen

Der Druck, der auf Pflegepersonal lastet, wird derzeit subjektiv spürbar größer und stärker. Pflegekräfte haben oft das Gefühl, sie können der Lage nicht mehr Herr werden. Gerade auch Führungskräfte sind einem ständigen Spannungsfeld zwischen Emotionen, Ethik und Effizienz ausgeliefert (vgl. Unger 297-326). Die Emotionsarbeit stellt hier einen additiven Teil der Arbeit dar. Die Führungskraft befindet sich als Verantwortlicher im ständigen Spagat zwischen Patienten, Mitarbeitern und den wirtschaftlichen Zielen der Unternehmung. Manche Führungskräfte sehen hier keinen weiteren Ausweg, als den Druck durch Suchtmittel zu betäuben.

Für Kräfte in stationären Einrichtung besteht hier oft die Gefahr, dass gerade die Medikamente in greifbarer Nähe. Es ist ein kurzer Gang vom Schreibtisch zum Medikamentenschrank. In der ambulanten Pflege stellt sich hier eine kleine Barriere dar, da die Medikamente bei den Patienten zu Hause gelagert werden und somit nicht für jeden frei zugänglich sind.

Mitarbeiter im Gesundheitswesen wissen durchaus, welche Suchtgruppe, welche Wirkung hervorruft. So steht oft der Wunsch der Eigentherapie im Fokus des Handelns. Es wird primär nicht an eine mögliche Abhängigkeit gedacht, sondern eher an die „positiven" Effekte durch die Wirkung der Substanzen.

3.2. Gefahren

Wenn ein Mitarbeiter unter dem Einfluss von Suchtmitteln steht ist seine Arbeitsfähigkeit eingeschränkt. Grund sind die oftmals bewusstseinsveränderten Wirkweisen der einzelnen Mittel. Der Mitarbeiter kann dadurch nicht, im vollen Umfang, seiner Verantwortung für seine Tätigkeiten nachkommen. Es besteht hier die große Gefahr der gefährlichen Pflege, durch eine massive Gefährdung des Patientenwohls. In der ambulanten Pflege besteht zusätzlich die Gefahr für die Bevölkerung im öffentlichen Straßenverkehr, an dem der Mitarbeiter unter Suchtmitteleinfluss teilnimmt.

3.3. Mögliche Folgen

Mitarbeiter, die ihre Tätigkeit unter Suchtmitteleinfluss durchführen, müssen davon ausgehen, dass es zu einer Schädigung der Patienten oder der Arbeitsmittel kommen kann. Tritt dieser Fall ein, so wird der Arbeitgeber hier einen Regress fordern. Arbeiten unter Suchtmitteleinfluss gilt als grob fahrlässig (vgl. §823 BGB).

Des Weiteren stellt sich die Frage, ob gegen weitere Gesetze verstoßen worden ist, beispielsweise das Betäubungsmittelgesetz, beim Konsum von BTM, oder gegen das Strafgesetzbuch, da das „Bedienen" an fremden Medikamentenvorräten als Diebstahl gewertet werden kann.

Unter bestimmten Umständen besteht hier für den Arbeitgeber die Möglichkeit das Arbeitsverhältnis zu beenden. Es ist sehr schwer möglich, den Arbeitnehmer wegen eines rein außerdienstlichen Konsums zu kündigen. Die Ausnahme besteht hier, wenn der Arbeitnehmer noch unter dem Rausch des außerdienstlichen Konsums zu Dienstbeginn steht.

Sollte es, seitens des Arbeitgebers, zu einer verhaltensbedingten Kündigung kommen, so müssen folgende Punkte regelmäßig erfüllt sein:

- „Eine Vertragsverletzung
- Verschulden des Arbeitnehmers
- Eine vorausgegangene vergebliche Abmahnung
- Das Fehlen milderer Mittel, um eine Kündigung zu vermeiden und
- Eine abschließende Interessensabwägung." (Künzl, Oberlander 75)

Natürlich sollte die Kündigung des Arbeitnehmers immer die ultima ratio darstellen. Vielmehr sollte das Unternehmen Strategien entwickeln, eine solche Problematik zu erkennen, sich dieser stellen und im gemeinsamen Dialog mit dem Betroffenen eine Lösung und Unterstützung zu finden.

3.4. Strategien im Umgang

Primär sollte im Umgang das Thema lauten: „Prävention vor Aktion". Unternehmen müssen ihre Führungskräfte und Mitarbeiter für dieses Thema sensibilisieren. Ein Problem ist, das Suchterkrankungen oft ein Tabuthema sind. Generell ist Alkoholkonsum in unserer Gesellschaft anerkannt und wird teilweise vorausgesetzt. Wer sich dem Konsum verweigert bekommt Rückfragen deswegen.

3.4.1 Erkennen

Es gibt verschiedene Zeichen, die Kollegen und Vorgesetzte erkennen können. Natürlich können die Zeichen keine 100%-ige Sicherheit geben. Daher es ist immer wichtig, die Situation von allen Seiten im Dialog zu beleuchten. Oft lässt sich die Schwere der Erkrankung im Zusammenhang mit dem Arbeitsverhalten in drei Stadien gliedern (vgl. Künzl, Oberlander 39/40):

- Stadium 1:
  - Arbeitnehmer fehlt in regelmäßigen Abständen am Arbeitsplatz um heimlich zu konsumieren
  - Die Arbeitsleistung lässt nach
  - Unpünktlichkeit nimmt zu

- o Rege Teilnahme an betrieblichen Feiern mit Konsum
- o Überempfindlichkeit gegen Kritik
- o Zunahme körperlicher Beschwerden
- Stadium 2:
  - o Erfinden von Alibis für den Konsum
  - o Ausweichen von Treffen mit Vorgesetzten
  - o Finanzielle Nöte durch die massiven Investitionen in den Konsum
  - o Falsche Solidarität zur Finanzakquise
- Stadium 3:
  - o Fehlzeiten nehmen massiv zu
  - o Private Verhältnisse brechen zusammen; Trennung, Scheidung, etc.
  - o Arbeitsleistung weit unter der erwarteten
  - o Einbruch in der körperlichen, psychischen und seelischen Gesundheit

3.4.2 Maßnahmen

Der erste Schritt in die richtige Richtung wäre die Schaffung einer Betriebsvereinbarung zum Thema Suchtmittelverhalten bzw. Suchtmittelprävention. Diese Betriebsvereinbarung sollte in Zusammenarbeit mit der Interessensvertretung der Mitarbeitenden und der Leitung des Unternehmens erarbeitet werden. Ein Beispiel für eine solche Vereinbarung befindet sich in der Anlage.

Wichtig ist es aber auch, dass die Leitung der Unternehmung zum Thema eine klare Position bezieht, welche pro Mitarbeiter sein sollte. Es bringt nichts, das Phänomen zu ignorieren. Es muss eine Kultur geschaffen werden, die es Betroffenen ermöglicht offen mit ihrer Erkrankung umzugehen, ohne dabei Sanktionen befürchten zu müssen.

4. Fazit

Das Problem der Suchterkrankungen bei Pflegekräften schein kein neues Problem zu sein. Dies zeigen viele Gespräche mit mehreren Mitarbeitern in Pflegeberufen. Dennoch merkt man, dass die Zahl der Betroffenen und die Schwere der Erkrankungen stetig und deutlich zunehmen. Auch die

Kevin Rheinfelder

Vielzahl an Stoffgruppen und der immer leichtere Erwerb spielen hier eine große Rolle.

Die Frage die sich Führungskräfte im Unternehmen immer stellen sollten ist die, ob man wirklich alles getan hat, um die Erkrankung beim Betroffenen zu erkennen und wahrzunehmen und als zweites, ob man, wenn man einen Verdacht hatte, man damit adäquat umgegangen ist. Oft werden die Betroffenen nicht direkt angesprochen, weil einem selbst das Thema unangenehm ist. Die Erkrankung des Mitarbeiters schreitet aber währenddessen immer weiter fort, bis der Mitarbeiter irgendwann nicht mehr tragbar für das Unternehmen ist und dieses daher verlassen muss. Würden Führungskräfte hier vorher klarer und direkter agieren, könnte man seitens des Unternehmens dafür sorgen, dass der Betroffene schneller einer Therapie zugeführt werden kann. Die Verantwortung liegt dennoch nicht alleine bei der Führungskraft, sondern bei jedem einzelnen Mitarbeiter des Unternehmens und nicht zuletzt beim Betroffenen selbst.

Man muss davon ausgehen, dass der Druck, den Pflegekräfte, Rahmen ihrer beruflichen Tätigkeit, spüren weiter zunehmen wird. Nicht zuletzt spielen der demographische Wandel und kontinuierlich zunehmende Mangel an Pflegefachkräften hier eine bedeutende Rolle. Die Tätigkeiten von Pflegekräften werden sich prospektiv immer weiter in quantitativer und qualitativer Ausrichtung verdichten. Wenn Unternehmen sich zukünftig nicht, im Rahmen ihres betrieblichen Gesundheitsmanagements, mit der Thematik der Suchterkrankungen und deren Prävention befassen, werden letztendlich die Pflegequalität und damit jeder einzelne pflegebedürftige Mensch darunter leiden.

Somit liegt es hier besonders an den Führungskräften des Unternehmens, das Thema in die einzelnen Gremien einzubringen und für deren Beachtung zu kämpfen, um die Qualität der Arbeit und damit die Sicherung des eigenen Arbeitsplatzes durch ein erfolgreiches Unternehmen, sicherzustellen.

Es ist festzuhalten, dass das Thema der Suchterkrankungen und deren Folgen viele Facetten mit sich trägt, die nur schwer im ständigen Blickfeld sein können. Trotzdem ist die Sensibilisierung für den Themenkomplex

Kevin Rheinfelder

nicht aus dem Fokus zu verlieren. Neben all dem wirtschaftlichen Druck, den das Unternehmen spürt, sollte es nie die Besonderheit und Wichtigkeit eines jeden einzelnen Mitarbeiter vernachlässigen, da die Mitarbeiter das größte Kapital im Unternehmen und damit die Zukunft dessen darstellen.

Kevin Rheinfelder

Literaturverzeichnis

N. Schüßler; U. Stering; R. Schmidt; Prof. Dr. J. Osterbrink: Suchtverhalten – Pflegende häufig betroffen. In: Die Schwester Der Pfleger 03/12: 216-221

R. Künzl; T. Oberlander (2013): Sucht und Burnout im Betrieb. 1.Auflage. Berlin: Huss

M. Giesert; C. Danigel; T. Reuter (2012): Sucht im Betrieb. 1. Auflage. Hamburg: VSA

Dr. A. Rimbach; Dr. E. Wienemann (2015): Studienbrief Arbeitsgestaltung in der Pflege – Betriebliches Gesundheitsmanagement. 2. Auflage. Hamburg: Hamburger Fern-Hochschule

Deutsche Hauptstelle für Suchtfragen e.V. (2011): Jahrbuch Sucht. 20.07.2017. URL: http://www.dhs.de/datenfakten/alkohol.html

Deutsche Hauptstelle für Suchfragen e.V. (2015): Jahrbuch Sucht. 20.07.2017. URL: http://www.dhs.de/datenfakten/medikamente.html

A. Unger (2014); Dienstleistungen im Gesundheitssektor. 1. Auflage. Wiesbaden: Springer

Gesetze im Internet (2017): Bürgerliches Gesetzbuch (BGB). 24.07.2017. URL: https://www.gesetze-im-internet.de/bgb/__823.html

Kevin Rheinfelder

Anlage 1: Betriebsvereinbarung Suchtgefahren im Betrieb

Betriebsvereinbarung zum Thema Regelung von Suchtgefahren im
Betrieb

Zwischen der Firma [...]

und

dem Betriebsrat der Firma [...]

wird gemäß § 87 Abs. 1 Nr. 1 Betriebsverfassungsgesetz nachfolgende
Betriebsvereinbarung abgeschlossen:

§ 1 Geltungsbereich

Diese Betriebsvereinbarung gilt für alle Beschäftigten der Firma [...] in [...].

§ 2 Ziel der Betriebsvereinbarung

Ziel der Betriebsvereinbarung ist es, die Arbeitssicherheit zu erhöhen, die
Gesundheit der Beschäftigten zu erhalten, die zwischenmenschlichen
Beziehungen zu fördern, den Suchtmittelmissbrauch (Alkohol,
Medikamente) und den illegalen Drogengebrauch abzuschaffen und den
Gefährdeten und abhängigen Kranken ein rechtzeitiges Hilfsangebot zu
unterbreiten. Hilfe soll auch denen angeboten werden, die unter süchtigem
Verhalten, z.B. Essstörungen (Magersucht, Ess-Brech-Sucht), Spiel-,
Arbeits- und Nikotinsucht leiden. Diese Betriebsvereinbarung sichert die
Gleichbehandlung aller Betroffenen und will allen Beteiligten eine
durchschaubare Richtlinie an die Hand geben.

§ 3 Gebrauch von Suchtmitteln

Für den allgemeinen Genuss von Alkohol gelten die Grundsätze der UVV
§ 38, wonach Versicherte sich nicht durch Alkoholgenuss in einen Zustand
versetzen dürfen, durch den sie sich selbst oder andere gefährden
können, und wonach Versicherte, die infolge Alkoholgenusses oder
anderer berauschender Mittel nicht mehr in der Lage sind, ihre Arbeit ohne
Gefahr für sich oder andere auszuführen, mit Arbeiten nicht beschäftigt
werden dürfen. Für die Abteilung [...] besteht wegen der erhöhten
Unfallgefahr ein absolutes Alkoholverbot.

Kevin Rheinfelder

Die Einnahme von Medikamenten – insbesondere Schmerzmittel mit Suchtsubstanzen, Schlafmittel, Psychopharmaka und Appetitzügler – sollte nur in Absprache mit Ärzten erfolgen. Diese Arzneimittel können wegen ihrer stimmungsverändernden Substanzen erhebliche Unfallgefahren auslösen.

Der Konsum illegaler Drogen ist verboten.

In Räumen, in denen das Rauchen erlaubt ist, wird an die Rauchenden appelliert, bei Anwesenheit von Nichtrauchenden auf diese Rücksicht zu nehmen.

§ 4 Ausschank von Alkohol – Ausgabe von Medikamenten

Geschäftsleitung und Betriebsrat sind gegen ein absolutes Alkoholverbot, wollen aber dazu beitragen, dass Alkohol nicht länger als ein alltägliches Konsummittel, sondern wieder als Genussmittel gebraucht wird. Eine veränderte Trinkkultur soll über ein offenes Trinkverhalten erreicht werden. Deshalb wird der Ausschank wie folgt geregelt:

Der Ausschank harter Spirituosen unterbleibt.

Mindestens einige alkoholfreie Getränke werden kostengünstiger als alkoholarmes Bier angeboten, und alkoholarmes Bier wird kostengünstiger als Bier angeboten.

Bei Tätigkeiten, die besonderen Durst auslösen, werden alkoholfreie Getränke kostenlos abgegeben.

Das Mitbringen von alkoholischen Getränken wie z. B. Wein, Sekt und Bier in den Betrieb ist bei bestimmten Feiern (Jubiläum, runder Geburtstag, Ausscheiden aus dem Betrieb) möglich. Zeit und Ort der Feier wird mit dem jeweiligen Vorgesetzten abgestimmt.

Der private Verkauf alkoholischer Getränke ist nicht möglich.

Die Medikamentenausgabe erfolgt nur nach Absprache zwischen den jeweiligen Verantwortlichen und dem zuständigen Betriebsarzt. Über den Betriebsarzt ist unter Wahrung der Anonymität festzustellen, welche Medikamente zu welchem Anlass herausgegeben werden dürfen. Dem

Kevin Rheinfelder

Arbeitskreis „Gesundheit" wird in regelmäßigen Abständen mitgeteilt, in welchen Abteilungen ein starker Medikamentenverbrauch festzustellen ist.

§ 5 Aufklärung

Die Beschäftigten werden fortlaufend, umfassend und systematisch darüber aufgeklärt,

dass Suchtmittel wie Alkohol, Medikamente mit stimmungsverändernden Substanzen, Drogen und das Schnüffeln von Lösungsmitteln die Menschen in ihrer Denk-, Reaktions- und Leistungsfähigkeit beeinträchtigen,

dass diese Suchtmittel auch die Sicherheit und das Wohlbefinden anderer gefährden,

dass der Missbrauch dieser Suchtmittel – auch Nikotin – zu Abhängigkeitserkrankungen führen kann, aber auch an der Entstehung anderer Volkskrankheiten, wie z. B. Herz-Kreislauf-Erkrankungen, Krebs, Erkrankungen der Atemwege beteiligt ist,

dass auch psychosoziale Krankheitserscheinungen mit Abhängigkeitscharakter, wie z. B. das Glücksspiel, Essstörungen wie die Ess-Brech-Sucht und die Magersucht sowie die Arbeitssucht, zu Schädigungen der eigenen Persönlichkeit und der zwischenmenschlichen Beziehungen führen.

§ 6 Schulungsmaßnahmen

Alle an verantwortlicher Stelle tätigen Beschäftigten (Vorarbeiter, Meister, Ausbilder, Abteilungsleiter, Schwerbehindertenvertrauensleute, gewerkschaftliche Vertrauensleute, Betriebsräte, Jugendvertreter, Sicherheitsbeauftragte, Beschäftigte der Sozialabteilung, des werksärztlichen Dienstes und der BKK) werden systematisch über den Suchtmittelmissbrauch, über seine Folgen wie z. B. Abhängigkeit von Alkohol oder Medikamenten, Mitwirkung bei Volkskrankheiten und über Formen süchtigen Verhaltens geschult.

Der Schulung von Vorgesetzten, die Gespräche mit Betroffenen zu führen haben, kommt dabei eine besondere Bedeutung zu.

Kevin Rheinfelder

§ 7 Beseitigung von Ursachen, die zum Missbrauch von Suchtmitteln Anlass geben

Verstärkter Suchtmittelmissbrauch in bestimmten Abteilungen oder Beschäftigtengruppen wird mit den Betroffenen gemeinsam überprüft, um deren Ursachen wie z. B. schlechte Arbeitsbedingungen, schlechtes Klima oder traditionelle Trinkunsitten zu beseitigen.

§ 8 Maßnahmen und Hilfsangebote für Beschäftigte mit Suchtproblemen

Entsteht bei Vorgesetzten der Eindruck, dass Beschäftigte ein Suchtproblem haben und sie deshalb ihren arbeitsvertraglichen Verpflichtungen nicht mehr nachkommen können, haben die jeweiligen Vorgesetzten mit den Betroffenen ein vertrauliches Gespräch zu führen. Ihnen werden die arbeitsvertraglichen Verletzungen dargelegt (Unpünktlichkeit, unentschuldigte Kurzfehlzeiten, Unzuverlässigkeit, Störung des Arbeitsfriedens, starke Leistungsschwankungen usw.). Den Betroffenen wird gesagt, dass das negative Arbeitsverhalten vermutlich auf ihre Suchtproblematik zurückzuführen ist. Ihnen wird Suchtliteratur zur Selbsteinschätzung an die Hand gegeben. Das Gespräch hat keine personellen Konsequenzen. Den Betroffenen wird aber das nächste Konfliktgespräch für den Fall angekündigt, dass es erneut zu suchtbedingten Beeinträchtigungen der arbeitsvertraglichen Verpflichtungen kommt.

Kommt es erneut zu suchtbedingten Verletzungen der arbeitsvertraglichen Verpflichtungen, so ist vom zuständigen Vorgesetzten gemeinsam mit dem Suchtkrankenhelfer das Zweitgespräch zu führen. Die Betroffenen werden aufgefordert, nunmehr eine Selbsthilfegruppe aufzusuchen. Eine Kontrolle findet nicht statt, und das Gespräch hat keine personellen Konsequenzen. Den Betroffenen wird aber eine mündliche Verwarnung für den Fall angekündigt, dass es erneut zu suchtbedingten Verletzungen der arbeitsvertraglichen Verpflichtungen kommt.

Kommt es erneut zu suchtbedingten Verletzungen der arbeitsvertraglichen Verpflichtungen, kann die mündliche Verwarnung ausgesprochen werden, und es kommt gleichzeitig zum Drittgespräch. Daran nehmen teil: der Vorgesetzte, ein Mitglied des Betriebsrats, ein Suchtkrankenhelfer und ein

Kevin Rheinfelder

Werksarzt. Die Betroffenen werden nunmehr aufgefordert, eine örtliche Beratungsstelle aufzusuchen, um sich möglichst ambulant behandeln zu lassen. Erfolgt die Behandlung während der Arbeitszeit, werden die Betroffenen unter Fortzahlung der Bezüge von der Arbeit freigestellt. Der Arbeitgeber kann sich den Behandlungstermin schriftlich bestätigen lassen. Den Betroffenen wird eine schriftliche Abmahnung für den Fall angekündigt, dass es erneut zu suchtbedingten Verletzungen der arbeitsvertraglichen Verpflichtungen kommt.

Kommt es erneut zu suchtbedingten Verletzungen der arbeitsvertraglichen Verpflichtungen, kann die schriftliche Abmahnung erfolgen, und es kommt gleichzeitig zum Viertgespräch. Neben den Vorgesetzten nehmen daran teil: die Personalabteilung, ein Mitglied des Betriebsrats, der Suchtkrankenhelfer, ein Werksarzt, ausgesuchte Kolleginnen und Kollegen und von außerhalb – wenn möglich – Familienmitglieder. Der Betroffene wird aufgefordert, sich unverzüglich an eine Beratungsstelle zu wenden, um sich einer Behandlung zu unterziehen. Dem Betroffenen wird eine zweite schriftliche Abmahnung und eine zusätzliche Maßnahme wie z. B. eine Versetzung auf einen Arbeitsplatz mit minderer Qualität oder der Abzug von außertariflichen Leistungen für den Fall angekündigt, dass es erneut zu suchtbedingten Verletzungen der arbeitsvertraglichen Verpflichtungen kommt.

Kommt es erneut zu suchtbedingten Verletzungen der arbeitsvertraglichen Verpflichtungen, können die angekündigten Maßnahmen aus Ziffer 8.4 erfolgen, und es kommt gleichzeitig zum fünften und vorletzten Konfliktgespräch. Daran nehmen teil: Vorgesetzte, Personalabteilung, ein Mitglied des Betriebsrats und der Suchtkrankenhelfer. Der Betroffene wird nunmehr aufgefordert, unverzüglich mithilfe der ambulanten Beratungsstellen einen Platz für eine stationäre Entwöhnungsbehandlung zu beantragen. Dem Betroffenen wird die Kündigung für den Fall angedroht, dass er die Hilfe nicht annimmt und es erneut zu suchtbedingten Verletzungen der arbeitsvertraglichen Verpflichtungen kommt.

Kommt es erneut zu suchtbedingten Verletzungen der arbeitsvertraglichen Verpflichtungen, weil der Betroffene keine therapeutische Maßnahme angenommen hat, kann die Kündigung ausgesprochen werden. Sie ist unter Beachtung der individualrechtlichen Bestimmungen, z. B. des Kündigungsschutzgesetzes, und unter Beteiligung des Betriebsrats nach § 102 BetrVG durchzuführen. Wichtig ist, dass ein individuelles Beurteilen des Betroffenen erfolgt.

Kann der Betroffene binnen eines Jahres nach seiner Entlassung zu einer abstinenten Lebensweise finden, bemüht sich der Betrieb, ihn wieder einzustellen. Der Betriebsrat wird an diesem Entscheidungsprozess beteiligt.

§ 9 Rückfall

Bei Rückfälligkeit nach einer ambulanten oder stationären Therapie oder trotz Besuch einer Selbsthilfegruppe ist im Einvernehmen mit dem Betroffenen, dem Werksarzt, dem Gesundheitsbeauftragten, Betriebsrat und Vorgesetzten das weitere Vorgehen zu regeln. Das Vorgehen orientiert sich an den Stufen 8.1 bis 8.6.

§ 10 Wiedereingliederung

Abstinent lebende Suchtkranke werden, soweit sie es selbst wünschen, bei ihrer Wiedereingliederung in den Betrieb – vor allem nach stationären Therapien – unterstützt. Ihnen wird ihr früherer oder ein vergleichbarer Arbeitsplatz angeboten. Sie werden nicht an Arbeitsplätzen mit Lösungsmitteln beschäftigt, deren Dämpfe süchtig machen.

Abstinent lebende Suchtkranke haben Anspruch darauf, dass Hinweise auf die Abhängigkeit binnen eines Jahres aus der Personalakte entfernt werden.

§ 11 Bestellung eines Gesundheitsbeauftragten zur Durchführung dieser Betriebsvereinbarung

Um die betriebliche Gesundheitspolitik zu systematisieren und dauerhaft zu festigen, wird zur Durchführung dieser Betriebsvereinbarung eine verantwortliche Person als Gesundheitsbeauftragter berufen:

Der Gesundheitsbeauftragte arbeitet nach den Grundsätzen dieser Vereinbarung, entwickelt im Zusammenwirken mit den Betriebsparteien Maßnahmen der Gesundheitsförderung, macht Vorschläge über die

Kevin Rheinfelder

Beseitigung von Ursachen, die zum Suchtmittelmissbrauch und süchtigem Verhalten Anlass geben, berät Betroffene selbst oder organisiert eine betriebliche Beratung (Suchtkrankenhilfe);

Gesundheitsbeauftragte arbeiten in ihrer Beratungstätigkeit weisungsfrei;

Gesundheitsbeauftragte haben die Regeln der ärztlichen Schweigepflicht zu beachten; kann sich der Gesundheitsbeauftragte über eine von ihm vorgeschlagenen Maßnahme mit dem direkten Vorgesetzten der betroffenen Person nicht verständigen, so unterbreitet er seinen Vorschlag dem Arbeitskreis ,,Gesundheit";

Gesundheitsbeauftragte leiten den Arbeitskreis „Gesundheit";

Gesundheitsbeauftragte organisieren und pflegen Kontakt mit außerbetrieblichen Einrichtungen, die für gesundheitliche Fragen notwendig sind.

§ 12 Arbeitskreis ,,Gesundheit"

Der Gesundheitsbeauftragte leitet den Arbeitskreis „Gesundheit", in dem Geschäftsleitung, Betriebsrat, werksärztlicher Dienst, Sozialabteilung, Sicherheitsbeauftragte, Leitung der Ausbildungswerkstatt, Schwerbehinderten-Vertrauensleute, Werksschutz und ehrenamtliche Suchtkrankenhelfer mitarbeiten.

§ 13 Einsatz von ehrenamtlichen Suchtkrankenhelfern

Zur Unterstützung des Gesundheitsbeauftragten können Suchtkrankenhelfer, wenn sie eine Ausbildung von über 100 Stunden bei einer anerkannten Organisation, z. B. Diakonie, nachweisen, eingesetzt werden.

Ihre Aufgaben bestehen darin, mit Suchtmittelabhängigen Beratungsgespräche zu führen. Sie orientieren sich an § 8 „Maßnahmen und Hilfsangebote für Gefährdete und Abhängige".

Sie haben die Regeln der ärztlichen Schweigepflicht zu beachten.

Sofern es ihre Aufgabe erfordert, werden sie ohne Minderung des Arbeitsentgelts von der Arbeit freigestellt. Dabei dürfen sie in der Erfüllung

Kevin Rheinfelder

ihrer Aufgaben nicht behindert und nicht benachteiligt werden. Das gilt auch für ihre berufliche Entwicklung.

§ 14 Schweigepflicht

Das Strafgesetzbuch sieht für Ärzte, Psychologen und Sozialarbeiter in § 203 vor, dass Inhalte und Informationen über Hilfsgespräche grundsätzlich nur mit Einverständnis der Klienten weitergegeben werden dürfen. Das gilt auch gegenüber den jeweiligen Vorgesetzten. Diese Schweigepflicht gilt für die Gesundheitsbeauftragten ebenso wie für die ehrenamtlichen Suchtkrankenhelfer.

§ 15 Beilegung von Streitigkeiten

Wird zwischen Werksleitung und Betriebsrat über die Auslegung und Anwendung dieser Betriebsvereinbarung keine Einigung erzielt, entscheidet die Einigungsstelle nach § 76 Abs. 5 BetrVG.

§ 16 Geltungsdauer

Die Betriebsvereinbarung tritt mit Wirkung vom […] in Kraft. Die Kündigungsfrist beträgt drei Monate zum Schluss eines Kalenderjahres.

Quelle:

https://www.betriebsrat.com/musterbetriebsvereinbarung/154/64775/sucht gefahren

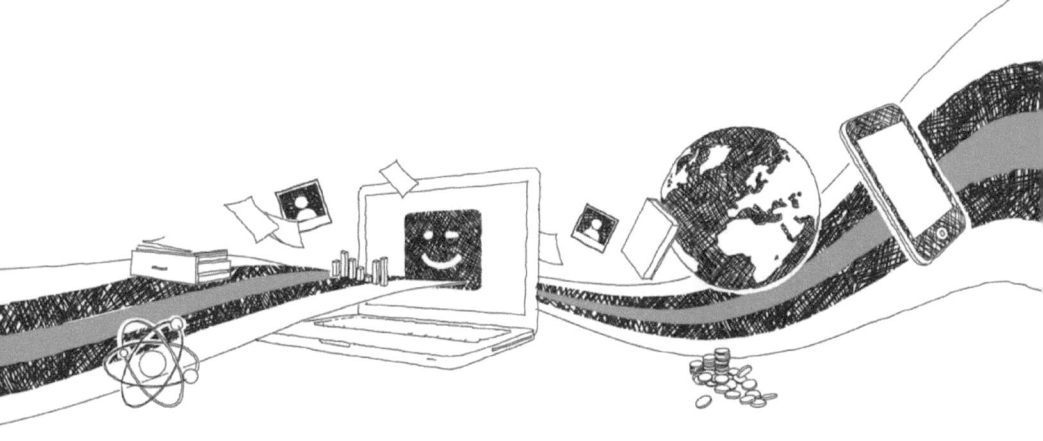
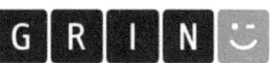

-